CW00458285

Mediterráneo Dieta de cocción lenta Libro de cocina

Recetas fáciles y apetitosas para
Cocine en su olla de cocción lenta

Betty Kern

ÍNDICE DE CONTENIDOS

INTRODUCCIÓN

SLas ollas bajas son un método de cocción rápido y sencillo que permite cocinar una comida entera con menos esfuerzo. Este método de cocción tiene una serie de ventajas, como un mejor control de las porciones, menos desorden y un mejor sabor de la comida.

Aunque la cocción lenta es una forma cómoda de cocinar, mucha gente no entiende muy bien cómo funciona. Por esta razón, es importante aprender a utilizar la mejor olla de cocción lenta antes de probar nuevas recetas. Para ayudarle a entender este método, hemos preparado este libro.

El libro de cocina de la Dieta Mediterránea de cocción lenta abarca desde los aperitivos y los platos principales hasta los postres. Todas las recetas del libro se han elaborado siguiendo el principio de utilizar ingredientes naturales. Pueden utilizarse para las comidas cotidianas o para las fiestas. En este libro, encontrará una gran variedad de recetas que son perfectas para utilizar su olla de cocción lenta todos los días.

Si está buscando una forma fácil de llenar su olla de cocción lenta con deliciosos platos, reduciendo al mismo tiempo el esfuerzo y las molestias en la cocina, ¡no busque más que el libro de cocina lenta de la Dieta Mediterránea!

La cocción lenta ha sido una forma popular de preparar la comida durante siglos. Es la opción perfecta para las ocupadas noches de la semana y puede utilizarse para preparar una amplia gama de deliciosas comidas. Este libro de cocina lenta contiene más de 50 recetas que son sencillas de preparar y tienen un sabor delicioso; son un gran complemento para su estilo de vida de la Dieta Mediterránea.

Una dieta nutritiva es una parte importante de un estilo de vida saludable. La Dieta Mediterránea le ayuda a conseguir ambos objetivos. La Dieta Mediterránea hace hincapié en el consumo de alimentos de origen vegetal e incluye muchas verduras, frutas, frutos secos, semillas, judías, aceite de oliva, pescado y cereales integrales. Aunque se centra en las plantas, los lácteos están permitidos si así lo desea. Muchas de las recetas de este libro de cocina aprovechan estos ingredientes, resaltando sus mejores sabores mediante el uso de sabrosas especias y hierbas.

Nuestro libro de cocina a fuego lento de la Dieta Mediterránea está repleto de deliciosas recetas que le harán querer cocinar a fuego lento todas sus comidas favoritas.

Después de leer este libro de cocina, no querrá volver a cocinar una comida sin cocción lenta. Tanto si está tratando de perder peso como si simplemente quiere que su comida tenga un gran sabor, nuestro libro de cocina lenta de la dieta mediterránea tendrá la receta perfecta para usted.

La Dieta Mediterránea (o "Dieta Med") ha estado de moda en los últimos años. Probablemente haya visto muchos artículos en los medios de comunicación o de sus amigos y familiares hablando de lo buena que es esta dieta para usted. ¿Te has preguntado alguna vez cómo se supone que esta dieta te ayuda a perder peso? Pues bien, ¡no se lo pregunte más! El libro de cocina lenta de la Dieta Mediterránea le mostrará cómo.

El truco para sacar el máximo partido a esta dieta -y perder esos kilos de más- reside en la cocción lenta. Se podría dedicar un libro entero sólo a la cocina lenta, pero incluso unas pocas técnicas sencillas le permitirán perder esos últimos kilos. El libro de cocina lenta de la dieta Med le mostrará exactamente cuáles son estas técnicas y cómo puede incorporarlas a su vida.

RECETAS DE CERDO

1. Mezcla de asado de cerdo

Tiempo de preparación: 10 minutos

Tiempo de cocción: 8 horas

Raciones: 2

INGREDIENTES:

- ½ libra de patatas doradas picadas
- 1 libra de asado de cerdo
- 2 zanahorias picadas
- 6 onzas de tomates enlatados, picados
- 1 cebolla amarilla pequeña, picada
- Cáscara de ½ lima, rallada
- Zumo de ½ lima
- 2 dientes de ajo picados
- Sal y pimienta negra al gusto

INSTRUCCIONES:

1. En su olla de cocción lenta, mezcle las patatas con las zanahorias, los tomates, la cebolla, el zumo y la ralladura de lima, el ajo, la sal y la pimienta y mezcle.
2. Añade el asado encima, tápalo, cocínalo a fuego lento durante 8 horas, corta la carne en rodajas, repártela con las verduras en los platos y sírvela.

3. Que lo disfrutes.

NUTRICIÓN: calorías 360, grasas 4, fibra 3, carbohidratos 19, proteínas 17

2. Mezcla de cerdo y frijoles cannellini

Tiempo de preparación: 10 minutos

Tiempo de cocción: 8 horas

Raciones: 2

INGREDIENTES:

- 6 onzas de alubias cannellini en lata, escurridas
- 1 pimiento rojo pequeño, picado
- ¼ de taza de cebolla amarilla picada
- 1 cucharadita de condimento italiano
- ½ cucharada de aceite de oliva
- ½ libra de lomo de cerdo deshuesado
- Sal y pimienta negra al gusto
- 6 onzas de tomates asados en lata, escurridos y picados
- 1 cucharada de romero picado

INSTRUCCIONES:

1. En su olla de cocción lenta, mezcle los frijoles cannellini con el pimiento, el condimento italiano, el aceite, la sal, la pimienta, el romero y los tomates y mezcle.
2. Añade el lomo de cerdo, remueve un poco, tapa, cocina a fuego lento durante 8 horas, corta la carne en rodajas, repártela junto con la mezcla de la olla entre los platos y sirve.
3. Que lo disfrutes.

NUTRICIÓN: calorías 371, grasas 12, fibra 5, carbohidratos 18, proteínas 29

3. Mezcla de cerdo y ternera

Tiempo de preparación: 10 minutos

Tiempo de cocción: 8 horas

Raciones: 2

INGREDIENTES:

- ½ libra de frijoles negros
- 1 rebanada de tocino picado
- 1 cucharada de aceite de oliva
- ½ libra de paleta de cerdo, cortada en cubos
- Sal y pimienta negra al gusto
- ½ libra de carne de vacuno deshuesada y cortada en cubos medianos
- 3 dientes de ajo picados
- ½ cebolla amarilla picada
- ½ taza de caldo de carne
- ¼ de cucharada de vinagre de sidra de manzana
- ½ manojo de berzas

INSTRUCCIONES:

1. En su olla de cocción lenta, mezcle los frijoles con el tocino, el aceite, los cubos de carne de cerdo y de res, la sal, la pimienta, el ajo, la cebolla, el caldo y el vinagre, mezcle, tape, cocine a fuego lento durante 7 horas y 40 minutos, agregue las verduras, tape nuevamente y cocine a fuego lento durante 20 minutos más.

2. Dividir todo en cuencos y servir.
3. Que lo disfrutes.

NUTRICIÓN: calorías 361, grasas 10, fibra 12, carbohidratos 20, proteínas 30

4. Cerdo toscano y judías blancas

Tiempo de preparación: 20 minutos

Tiempo de cocción: 16 h. 20 min.

Porciones: 8

INGREDIENTES:

- 2 tazas de alubias blancas secas, u otras alubias blancas pequeñas
- 1 cucharada de salvia fresca picada
- 2 cucharaditas de sal kosher
- 1 cucharadita de semillas de hinojo molidas
- 8 dientes de ajo picados
- 2 1/2 lbs. de paleta de cerdo deshuesada, recortada
- 3 tazas de caldo de pollo
- 1 taza de vino blanco seco
- 2 hojas de laurel

INSTRUCCIONES:

1. Recoger y lavar las judías eliminando cualquier semilla o resto. Colocarlas en un recipiente grande. Cubrir con una cantidad generosa de agua, hasta 2 pulgadas por encima de las judías. Tapar y dejar reposar toda la noche.
2. Lavar la carne de cerdo con agua fría y secarla con papel de cocina.
3. Combine la salvia, el hinojo, el ajo y la sal hasta que se forme una pasta áspera. Frótela sobre el exterior de la carne de cerdo. Coloque la carne de cerdo en una fuente de vidrio para hornear

u otro molde no reactivo, cubra con papel plástico y refrigere durante la noche.

4. A la mañana siguiente, calentar una sartén grande. Añade la carne de cerdo y dórala por todos los lados. Esto llevará unos 10 minutos. Cuando esté dorada, pásala a la olla de cocción lenta.
5. Añadir el caldo de pollo a la sartén y remover, raspando los restos marrones del fondo. Llevar a ebullición, añadir el vino y hervir durante 3 minutos. Añadir a la olla de cocción lenta.
6. Escurre las alubias y añádelas a la olla de cocción lenta junto con las hojas de laurel.
7. Tapa. Cocine a fuego alto durante 8 horas. Si su olla de cocción lenta se calienta, comience a cocinar a temperatura alta y redúzcala a temperatura baja después de 3 horas, o si el contenido de la olla de cocción lenta comienza a hervir, redúzcala a temperatura baja.

NUTRICIÓN: Tamaño de la ración: 1 (317 g) Raciones por, receta: 8 Cantidad por ración: Calorías: 540,3 Sodio: 538,2 mg Calorías de la grasa: 265 Carbohidratos: 32,8 g Grasa total: 29,5 g Fibra: 12,9 g Grasa sat. Grasa: 10,0 g Azúcares: 2,0 g Colesterol: 100,7 mg Proteínas: 35,5 g

5. Cerdo al estilo mediterráneo

Tiempo de preparación: 30 minutos

Tiempo total: 24 hrs. 30 min.

Raciones: 6-8

INGREDIENTES:

- 1 (3 lb.) de paleta de cerdo deshuesada
- 2 cucharaditas de orégano seco
- Para la marinada:
- 1/4 de taza de aceite de oliva virgen extra
- 1/4 de taza de zumo de limón fresco
- 1 cucharadita de orégano seco
- 2 cucharaditas de menta seca
- 2 cucharaditas de mostaza de Dijon
- 2 cucharaditas de salsa pesto
- 6 dientes de ajo machacados
- Sal y pimienta negra recién molida

INSTRUCCIONES:

1. Lavar la carne de cerdo bajo el agua fría, secarla con toallas de papel y pincharla por todas partes con un cuchillo afilado creando hendiduras de 1/2" de profundidad o un poco más.
2. Frótalo todo con el orégano y mientras lo haces, trata de meterlo en las hendiduras.
3. Colocar el asado en una bandeja de cristal para hornear u otra bandeja no reactiva. Cúbralo con papel de plástico y refrigérelo durante una hora o toda la noche.
4. Mezclar todos los ingredientes de la marinada.
5. Verter por encima, frotando la mitad de la marinada.

6. Dar la vuelta a la carne de cerdo y repetir, tapar y refrigerar durante 10-12 horas.
7. Cuando esté listo para cocinar, ponga el asado a temperatura ambiente.
8. Precalentar una sartén grande o una sartén en la parte superior de la estufa.
9. Raspe toda la marinada posible y colóquela, junto con el resto de la marinada, en su olla de cocción lenta y póngala a fuego lento.
10. Cuando la sartén esté caliente, dore el asado por todos los lados. Esto llevará unos 10 minutos. Retire la carne de cerdo a la olla de cocción lenta y añada 1/4 de taza de agua a la sartén, llévela a ebullición raspando todos los trozos pequeños y dorados.
11. Añade los jugos de la sartén a la olla de cocción lenta, tapa y cocina a fuego lento durante 8-10 horas.
12. Opcional: Añadir 2 cucharadas de crema de leche a los jugos o servirlos tal cual.
13. Nota: si se utiliza como relleno desmenuzado para servir en pan de pita, cocine la carne de cerdo 1-2 horas más y desmenúcela con 2 tenedores.

NUTRICIÓN: Tamaño de la ración: 1 (188 g) Raciones por receta: 6 Cantidad por ración: Calorías: 663,4 Sodio: 174,4 mg Calorías de la grasa: 494 Carbohidratos: 2,3 g Grasa total: 54,9 g Fibra: 0,3 g Grasa sat. Grasa: 17,1 g Azúcares: 0,3 g Colesterol: 161,1 mg Proteínas: 38,2 g

6. Cassoulet fácil de alubias blancas

Tiempo de preparación: 20 minutos

Tiempo de cocción: 8 h. 20 min.

Porciones: 6

INGREDIENTES:

- 1 cucharada de aceite de oliva virgen extra
- 1 1/2 tazas de cebollas picadas
- 1 1/2 tazas de zanahorias, peladas y cortadas en dados del mismo tamaño que las judías
- 1 taza de chirivía, pelada y cortada en dados del mismo tamaño que las judías
- 2 tallos de apio picados
- 2 dientes de ajo picados
- 2 latas (16 onzas) de judías blancas, enjuagadas y escurridas
- 3/4 de taza de caldo de verduras
- 1/2 cucharadita de tomillo seco
- 1/4 de cucharadita de sal kosher
- 1/4 de cucharadita de pimienta negra recién molida
- 1 lata (28 onzas) de tomates cortados en cubos, sin escurrir
- 1 hoja de laurel
- 1/4 de taza de pan rallado seco
- 1/4 de taza de queso parmesano fresco rallado
- 2 cucharadas de aceite de oliva virgen extra
- 8 oz. de salchicha italiana, picada
- 2 cucharadas de perejil fresco

INSTRUCCIONES:

1. En una sartén grande, calentar el aceite de oliva a fuego medio hasta que esté caliente pero no humeante.
2. Añadir la cebolla, las zanahorias, las chirivías, el apio y el ajo. Tapar y cocinar 5 minutos; remover de vez en cuando.
3. Colocar las verduras cocidas en la olla de cocción lenta. Añade las alubias, el caldo de verduras, el tomillo, la sal, la pimienta, los tomates y la hoja de laurel.
4. Tapar y cocinar a fuego lento 8 horas o hasta que las verduras estén tiernas. Retire la hoja de laurel.
5. Saltear las salchichas hasta que se doren. Escurrir la grasa.
6. Mezclar el pan rallado, el queso parmesano y el aceite de oliva en un bol pequeño; remover con un tenedor hasta que se humedezca. Incorpore la mezcla de pan rallado y la salchicha cocida a la mezcla de alubias.
7. Tapar y cocinar 30 minutos, o hasta que esté bien caliente.
8. Espolvorear con perejil.

NUTRICIÓN: Tamaño de la ración: 1 (472 g) Raciones por, receta: 6 Cantidad por ración: Calorías: 494,3 Sodio: 553,7 mg Calorías de la grasa: 154 Carbohidratos: 55,1 g Grasa total: 29,1 g Fibra: 11,9 g Grasa sat. Azúcares: 9,1 g Colesterol: 17,9 mg Proteínas: 18,9 g

7. Asado de cerdo a la naranja

Tiempo de preparación: 15 minutos

Tiempo de cocción: 10 hrs. 15 min.

Porciones: 8

INGREDIENTES:

- 2 1/2-3 lbs. de solomillo de cerdo asado
- 1 cucharadita de orégano seco triturado
- 1/2 cucharadita de jengibre molido
- 1/2 cucharadita de pimienta negra recién molida
- 2 cucharadas de aceite de oliva virgen extra
- 2 cebollas medianas, cortadas en trozos finos
- 2 pimientos rojos, sin semillas y cortados en trozos finos
- 2 dientes de ajo picados
- 1/4 de taza de caldo de pollo o agua
- 1 1/4 tazas de zumo de naranja
- 1 cucharada de azúcar moreno
- 1 cucharada de zumo de pomelo
- 1 cucharada de salsa para carne
- 1 cucharada de tamari
- 3 cucharadas de maicena
- 1 cucharadita de ralladura de naranja

INSTRUCCIONES:

1. Lavar bien la carne de cerdo bajo el agua fría. Quitar la grasa del cerdo. Secar con papel de cocina.
2. En un bol pequeño, combine el orégano, el jengibre y la pimienta. Frote la mezcla de especias por toda la superficie de la carne. Colóquela en una sartén, cúbrala con papel de plástico y refrigérela. Esto puede hacerse hasta con 24 horas de antelación.
3. En una sartén grande, calentar el aceite de oliva hasta que esté caliente pero no humeante. Añada la carne de cerdo y dórela por todos los lados.
4. Transfiera la carne a la olla de cocción lenta.
5. Añada las cebollas, los pimientos rojos y el ajo a la sartén. Cocine 3 o 4 minutos. Transfiera a la olla de cocción lenta.
6. Añade el caldo de pollo a la sartén; llévalo a ebullición y remuévelo, raspando los restos marrones de la sartén. Verter en la olla de cocción lenta.
7. En un tazón combine 1 taza de jugo de naranja, el azúcar, el jugo de toronja, la salsa de carne y el tamari. Mezclar bien y verter en la olla de cocción lenta.
8. Tapa y cocina a fuego lento de 8 a 10 horas o a fuego alto de 4 a 5 horas.
9. Pasar el asado a una fuente de servir; mantenerlo caliente.
10. Para la salsa, medir los jugos de la sartén en una taza medidora resistente al calor. Quitar la grasa. Añada más zumo de naranja, si es necesario, hasta obtener 2 1/4 tazas.
11. En una cacerola mediana, combine la maicena, el 1/4 de taza de jugo de naranja restante y la ralladura de naranja; agregue los

jugos reservados de la cacerola. Cocinar y remover hasta que espese y burbujee.

12. Cocinar y remover durante 2 minutos más. Pasar la salsa con la carne.

NUTRICIÓN: Tamaño de la ración: 1 (729 g) Raciones por, receta: 8 Cantidad por ración: Calorías 419,3 Sodio: 161,6 mg Calorías de la grasa 205 Carbohidratos totales: 11,6 g Grasa total 22,8 g Fibra: 0,6 g Grasa sat. Azúcares : 6,0 g Colesterol: 123,4 mg Proteínas: 39,3 g

8. Asado de cerdo con batatas y cebollas

Tiempo de preparación: 30 minutos

Tiempo de cocción: 8 horas: 30 minutos.

Porciones: 9

INGREDIENTES:

- 2 cucharaditas de semillas de hinojo machacadas
- 1 cucharadita de orégano seco
- 1 cucharadita de pimentón
- 1 1/2 cucharaditas de ajo picado
- 1/2 cucharadita de sal kosher
- 1/4 de cucharadita de pimienta negra recién molida
- 2 cucharadas de aceite de oliva virgen extra
- 2 libras de lomo de cerdo asado, sin hueso
- 4 batatas medianas, peladas y cortadas por la mitad
- 1 cebolla grande, pelada y cortada en trozos
- 1 taza de caldo de pollo o de sidra de manzana

INSTRUCCIONES:

1. Lavar bien la carne de cerdo bajo el chorro de agua fría y secarla con papel de cocina.
2. Combine las semillas de hinojo, el orégano, el pimentón, el ajo, la sal y la pimienta.
3. Frote en la carne de cerdo.

4. Calentar el aceite de oliva en una sartén grande hasta que esté caliente pero no humeante. Añade la carne de cerdo y dórala por todos los lados, unos 10 minutos.
5. Coloque las batatas y las cebollas en la olla de cocción lenta.
6. Transfiera la carne de cerdo a la olla de cocción lenta.
7. Añada el caldo de pollo a la sartén y llévelo a ebullición, removiendo para aflojar los trozos dorados que se hayan quedado en la sartén. Verter en la olla de cocción lenta.
8. Tapa y cocina a fuego lento de 8 a 10 horas.
9. Variación: Añade zanahorias baby o trozos de zanahoria pelada a los boniatos.
10. Las manzanas también son un complemento delicioso para este plato. Descorazona y corta en trozos 2 o 3 manzanas de cocción y mézclalas con los boniatos antes de añadir la carne de cerdo.

NUTRICIÓN: Tamaño de la ración: 1 (187 g) Raciones por, receta: 9 Cantidad por ración: Calorías: 268,2 Sodio: 303,1 mg Calorías de la grasa: 90 Carbohidratos: 12,3 g Grasa total: 10,0 g Fibra: 2,0 g

Sat. Grasas: 3,6 gAzúcares : 2,5 gColesterol: 81,7 mgProteínas : 30,4 g

9. Cerdo al curry verde y de coco

Tiempo de preparación: 30 minutos

Tiempo de cocción: 6 horas 30 minutos

Porciones: 6

INGREDIENTES:

- 2 libras de paleta de cerdo
- 4 oz. de pasta de curry verde tailandesa
- 2 lb. de patatas rojas pequeñas lavadas y cortadas en 6 gajos.
- 1 cucharada de aceite vegetal
- Lata de 15 oz. de leche de coco
- Cebollino picado, para acompañar
- Sal y pimienta, al gusto

INSTRUCCIONES:

1. Caliente la parrilla.
2. Cortar la carne de cerdo en cuatro trozos iguales y sazonar con sal y pimienta.
3. Colocar en una bandeja de horno grande y asar durante 15 minutos o hasta que esté bien dorado.
4. Poner las patatas en una olla de cocción lenta. Sazona al gusto.
5. Mientras la carne de cerdo se asa, fríe la pasta de curry. Caliente el aceite vegetal en una sartén. Añadir la pasta de curry y cocinar durante 3-5 minutos o hasta que esté fragante.
6. Batir la leche de coco y cocinar hasta que la leche comience a burbujear.

7. Coloque la carne de cerdo asada sobre las patatas y vierta la mezcla de leche de coco preparada.
8. Cocer a fuego lento durante 6-8 horas.
9. Al final de la cocción, desmenuce la carne de cerdo con dos tenedores. Rectificar los condimentos antes de servir.
10. Servir con arroz y espolvorear con cebollino picado.

NUTRICIÓN: Calorías 579, Grasas 21,3g, Colesterol 203mg, Sodio 436mg, Carbohidratos 20g, Fibra 3,7g, Azúcares 9g, Proteínas 70,7g, Potasio 1160mg

10. Chuletas de cerdo tailandesas en salsa de coco y jengibre

Tiempo de preparación: 30 minutos

Tiempo de cocción: 5 horas

Porciones: 4

INGREDIENTES:

- 4 chuletas de cerdo de 6 oz.
- 15 oz. de leche de coco
- 2 dientes de ajo picados
- 1 cucharada de zumo de lima
- 1 cucharadita de azúcar moreno
- 1 cucharada de aceite vegetal
- 2 tomates, cortados en 8 gajos cada uno
- 1 cucharada de salsa de pescado
- 2 cucharadas de salsa de soja
- 1 cucharadita de salsa de chile tailandesa
- ½ cebolla roja en rodajas
- 1 cucharada de jengibre fresco rallado
- 1 pimiento rojo en rodajas
- 1 puñado de cilantro picado
- Sal y pimienta, al gusto

INSTRUCCIONES:

1. Calentar el aceite en una sartén a fuego alto.

2. Dorar las chuletas de cerdo durante 10 segundos por cada lado y transferirlas a una olla de cocción lenta.
3. En la misma sartén cocine la cebolla, el ajo y el pimiento a fuego medio durante 5 minutos.
4. Pasar a una olla de cocción lenta.
5. Añadir el jengibre, la salsa tailandesa y el azúcar. Cocinar hasta que el azúcar se disuelva. Incorporar la leche de coco y remover raspando los trozos.
6. Vierta la mezcla sobre las chuletas de cerdo y tápelas. Cocine a fuego alto durante 4 horas. Durante los últimos 20 minutos de cocción, añade los tomates y rocía con zumo de lima.
7. Una vez transcurrido el tiempo, sirve las chuletas con la salsa preparada y adornadas con cilantro picado.

NUTRICIÓN: calorías 279, grasas 20, carbohidratos 5, proteínas 6

RECETAS DE CORDERO

11. Pitas de cordero favoritas

Tiempo de preparación: 20 minutos

Tiempo de cocción: 4 horas

Porciones: 4

INGREDIENTES:

- Para las albóndigas:
- 1 libra de cordero molido
- ¾ C. de pan rallado fresco
- 1 huevo grande, batido ligeramente
- ¼ C. de cebolla, picada finamente
- 1 cucharadita de hojas de menta seca
- 1 cucharadita de orégano seco
- Sal y pimienta negra recién molida, al gusto
- ¾ C. de caldo de pollo
- Para la salsa de yogur:
- ¼ C. de yogur griego natural
- ¼ C. de pepino, sin semillas y picado finamente
- 1 cucharadita de hojas de menta seca
- Para servir:
- 2 panes de pita, cortados por la mitad
- 4 cucharadas de queso feta desmenuzado

INSTRUCCIONES:

1. Para las albóndigas: en un bol grande, añadir todos los ingredientes excepto el caldo y mezclar hasta que estén bien combinados.
2. Hacer 16 albóndigas de igual tamaño con la mezcla.
3. En una olla de cocción lenta, colocar las albóndigas y cubrirlas con el caldo.
4. Ponga la olla de cocción lenta en "Bajo" y cocine, tapada, durante unas 4 horas.
5. Destapa la olla de cocción lenta y escurre las albóndigas cocidas.
6. Mientras tanto, para la salsa de yogur: en un bol, añadir todos los ingredientes y mezclar bien.
7. Colocar las mitades de pita en los platos de servir.
8. Colocar unas 4 albóndigas en cada mitad de pan de pita y cubrir con 2 cucharadas de salsa de yogur y 1 cucharada de queso feta.
9. Servir inmediatamente.

NUTRICIÓN: Calorías por porción: 439; Carbohidratos: 34,2g; Proteínas: 55,7g; Grasas: 42,1g; Azúcar: 3,8g; Sodio: 711mg; Fibra: 1,9g

12. Jarretes de cordero cocidos a fuego lento con raíz de apio

Tiempo de preparación: 10 minutos

Tiempos de cocción: 9 horas

Porciones: 5

INGREDIENTES

- 4 patas de cordero
- 16 oz de champiñones cortados en rodajas
- 1 zanahoria grande, cortada en dados
- 1 cebolla mediana
- 1 raíz de apio grande
- 1 cucharada de romero fresco picado
- 2 cucharadas de aceite de oliva virgen extra
- 1 taza de vino tinto seco
- 3 cucharadas de mostaza de Dijon
- 1 cucharadita de vinagre balsámico
- sal, pimienta negra
- 1 cucharada de perejil picado
- 4 dientes de ajo grandes

INSTRUCCIONES:

1. Coloque todos los ingredientes en su olla de cocción lenta.
2. Cierre y cocine en LOW durante 8 a 9 horas.

3. Servir caliente.

NUTRICIÓN: Calorías 578, Grasas 29,1g, Colesterol 203mg, Sodio 210mg, Carbohidratos 6,5g, Fibra 2,1g, Azúcares 2,7g, Proteínas 70,7g, Potasio 1142mg

13. Piernas de cordero cremosas cocinadas a fuego lento

Tiempo de preparación: 15 minutos

Tiempos de cocción: 5 horas

Porciones: 6

INGREDIENTES

- 3 libras de piernas de cordero cortadas en trozos
- 1/2 taza de aceite de oliva con ajo
- 1 zumo de limón
- 1 cucharadita de tomillo fresco picado
- 1/2 cucharadita de perejil fresco picado
- 1/4 de taza de agua
- 2 tazas de yogur griego
- 2 huevos de gallinas camperas
- Sal y pimienta al gusto

INSTRUCCIONES:

1. Lavar el cordero, sazonar con la sal, cubrirlo y dejarlo en la nevera durante la noche.
2. Vierte el aceite en tu Slow Cooker y añade los trozos de cordero.
3. Espolvorear con tomillo y perejil y verter el zumo de limón y el agua.
4. Tapa y cocina en LOW durante 3 horas.
5. En un bol, bate los huevos, el yogur griego y un poco de sal y pimienta.

6. Vierta la mezcla de huevos sobre el cordero en la olla de cocción lenta.
7. Tapa y cocina en LOW durante 2 horas.
8. Servir caliente.

NUTRICIÓN: Calorías 578, Grasas 29,1g, Colesterol 203mg, Sodio 210mg, Carbohidratos 6,5g, Fibra 2,1g, Azúcares 2,7g, Proteínas 70,7g, Potasio 1142mg

14. Jarretes de cordero rústicos

Tiempo de preparación: 15 minutos

Tiempo de cocción: 4¼ horas

Porciones: 6

INGREDIENTES:

- 6 piernas de cordero, fritas
- ¼ C. harina
- 3 cucharadas de aceite de oliva, divididas
- 2 cebollas, cortadas en rodajas
- 4 dientes de ajo, cortados en rodajas finas
- 1 lata (14 onzas) de corazones de alcachofa marinados
- ¾ C. de aceitunas de Kalamata sin hueso
- 2 cucharadas de ralladura de limón
- 1 cucharada de orégano fresco picado
- Sal y pimienta negra recién molida, al gusto
- ½ C. de vino blanco
- 2½ C. de caldo de pollo

INSTRUCCIONES:

1. En una bolsa de plástico grande, colocar los jarretes de cordero y la harina.
2. Sellar la bolsa y agitar para cubrirla.

3. En una sartén, calentar 2 cucharadas de aceite y dorar los jarretes de cordero en 2 tandas durante unos 4-5 minutos o hasta que se doren completamente.
4. Con una espumadera, pasar los jarretes a una fuente.
5. En la misma sartén, calentar el aceite restante a fuego medio y rehogar la cebolla y el ajo durante unos 4-5 minutos.
6. Retirar del fuego.
7. En una olla de cocción lenta, coloque los jarretes de cordero y la mezcla de cebolla.
8. Añada el resto de los ingredientes y remueva para combinarlos.
9. Poner la olla de cocción lenta en "Alto" y cocinar, tapada, durante unas 4 horas.
10. Servir caliente.

NUTRICIÓN: Calorías por porción: 710; Carbohidratos: 17,9g; Proteínas: 85,1g; Grasas: 20,4g; Azúcar: 2,8g; Sodio: 772mg; Fibra: 5.g

15. 30 - Banquete festivo de piernas de cordero

Tiempo de preparación: 15 minutos

Tiempo de cocción: 8 horas 5 minutos

Porciones: 4

INGREDIENTES:

- 4 patas de cordero
- Sal y pimienta negra recién molida, al gusto
- 1 cucharada de aceite de oliva
- 1 libra de patatas pequeñas, cortadas por la mitad
- 1 C. de aceitunas de Kalamata
- 1 tarro (3 onzas) de tomates secos
- 1 C. de caldo de pollo
- 3 cucharadas de zumo de limón fresco
- 2½ cucharaditas de orégano seco
- 1 cucharadita de romero seco
- 1 cucharadita de albahaca seca
- 1 cucharadita de cebolla en polvo

INSTRUCCIONES:

1. Sazonar los jarretes de cordero con sal y pimienta negra de manera uniforme.
2. En una sartén grande de fondo grueso, calentar el aceite de oliva a fuego medio-alto y dorar los jarretes de cordero durante unos 4-5 minutos o hasta que estén completamente dorados.

3. Retirar del fuego.
4. En una olla de cocción lenta, coloque las patatas, las aceitunas, los tomates secos, la sal, el negro coloque el cordero encima y espolvoree con hierbas secas y cebolla en polvo.
5. Ponga la olla de cocción lenta en "Bajo" y cocine, tapada, durante unas 8 horas.
6. Servir caliente.

NUTRICIÓN: Calorías por porción: 696; Carbohidratos: 22,5g; Proteínas: 83,5g; Grasas: 28,6g; Azúcar: 2,5g; Sodio: 749mg; Fibra: 4,7g

16. Pierna de cordero deshuesada

Tiempo de preparación: 15 minutos

Tiempo de cocción: 4vhoras 8 minutos

Porciones: 4

INGREDIENTES:

- 1 pierna de cordero deshuesada (3 libras), recortada
- Sal y pimienta negra recién molida, al gusto
- 5 cucharadas de aceite de oliva virgen extra, divididas
- 6 dientes de ajo, cortados en rodajas finas
- 2 cucharadas de zumo de limón fresco
- 6 dientes de ajo picados
- 2 cucharaditas de tomillo fresco
- 2 cucharaditas de romero seco
- 1 cucharadita de orégano seco
- ¾ cucharadita de pimentón dulce
- 1 libra de cebollas perladas, peladas
- 1 C. de vino tinto seco
- ½ C. de caldo de carne bajo en sodio

INSTRUCCIONES:

1. Sazonar la pierna de cordero con sal y pimienta negra generosamente.

2. Dejar reposar a temperatura ambiente hasta 1 hora.
3. En una sartén grande, calentar 2 cucharadas de aceite a fuego medio y dorar el cordero durante unos 7-8 minutos o hasta que esté completamente dorado.
4. Retirar del fuego y reservar para que se enfríe un poco.
5. Con un cuchillo afilado, haga cortes en el cordero por ambos lados.
6. Introducir una rodaja de ajo en cada hendidura.
7. En un bol pequeño, añada el aceite restante, el zumo de limón, el ajo picado, las hierbas y el pimentón y mezcle bien.
8. Cubrir la pierna de cordero con la mezcla de aceite de manera uniforme.
9. En una olla de cocción lenta, coloque las cebollas perladas, el vino y el caldo.
10. Colocar la pierna de cordero encima.
11. Ponga la olla de cocción lenta en "Alto" y cocine, tapada, durante unas 3-4 horas.
12. Destape la olla de cocción lenta y con 2 pinzas, transfiera la pierna de cordero a una fuente de servir.
13. Cubra con los jugos de la sartén y sirva.

NUTRICIÓN: Calorías por porción: 450; Carbohidratos: 7,6g; Proteínas: 48,8g; Grasas: 21,4g; Azúcar: 2,8g; Sodio: 182mg; Fibra: 1,7g

17. Paleta de cordero al tomillo

Tiempo de preparación: 10 minutos

Tiempo de cocción: 5 horas10 minutos

Porciones: 8

INGREDIENTES:

- 3¼ lb. de paleta de cordero con hueso, recortada
- 2 cebollas marrones, cortadas en rodajas finas
- 5-6 dientes de ajo
- ¼ C. de caldo de carne
- ¼ C. de aceite de oliva
- 1 cucharada de tomillo seco
- Sal y pimienta negra recién molida, al gusto

INSTRUCCIONES:

1. Caliente una sartén grande de hierro fundido a fuego medio-alto y dore la paleta de cordero durante unos 4-5 minutos por lado.
2. Retirar del fuego.
3. En una olla de cocción lenta, coloque las rodajas de cebolla y el ajo de manera uniforme y coloque la paleta de cordero encima.
4. Colocar el resto de los ingredientes por encima.
5. Ponga la olla de cocción lenta en "Alto" y cocine, tapada, durante unas 4-5 horas.
6. Destape la olla de cocción lenta y con una espumadera, transfiera la paleta de cordero a una fuente.

7. Cortar la paleta de cordero en rodajas del tamaño deseado y servir con la salsa de la sartén.

NUTRICIÓN: Calorías por porción: 413; Carbohidratos: 3,4g; Proteínas: 52,3g; Grasas: 19,9g; Azúcar: 1,2g; Sodio: 185mg; Fibra: 0,8g

18. Lomo de cordero cocinado a fuego lento

Tiempo de preparación: 15 minutos

Tiempo de cocción: 6 horas 5 minutos

Porciones: 8

INGREDIENTES:

- 2 libras de lomo de cordero, enrollado
- 6 dientes de ajo, cortados en rodajas finas
- 1 manojo de romero fresco
- 3 cucharadas de aceite de oliva
- 2¼ lb. de patatas, peladas y cortadas en cubos
- ½ C. de vino blanco seco
- ½ C. de zumo de limón fresco

INSTRUCCIONES:

1. Con un cuchillo afilado, haga cortes en el cordero por ambos lados.
2. Introducir una rodaja de ajo en cada hendidura.
3. En una sartén grande, calentar el aceite a fuego medio-alto y dorar el lomo de cordero durante unos 4-5 minutos o hasta que se dore por todos los lados.
4. Retirar del fuego e introducir el romero en las hendiduras con el ajo.
5. En el fondo de una olla de cocción lenta, coloca las patatas, seguidas de 2 tallos de romero y el lomo de cordero.
6. Poner el vino y el zumo de limón encima.

7. Ponga la olla de cocción lenta en "Bajo" y cocine, tapada, durante unas 6 horas.
8. Destape la olla de cocción lenta y, con una espumadera, transfiera el lomo de cordero a una fuente.
9. Cortar el lomo de cordero en rodajas del tamaño deseado y servir junto a las patatas.

NUTRICIÓN: Calorías por porción: 418; Carbohidratos: 19,3g; Proteínas: 40,4g; Grasas: 17,9g; Azúcar: 1,8g; Sodio: 118mg; Fibra: 2,8g

19. 34 - Chuletas de cordero marroquíes con especias

Tiempo de preparación: 10 minutos

Tiempo de cocción: 4 horas

Porciones: 4

INGREDIENTES:

- 2 libras de chuletas de cordero
- 2 cucharadas de especias marroquíes
- ¼ de libra de zanahorias picadas
- ¼ C. de cebolla, en rodajas
- ¼ C. de menta fresca, picada
- ¼ de taza de caldo de pollo bajo en sodio

INSTRUCCIONES:

1. Frote las chuletas de cordero con las especias generosamente.
2. En una olla de cocción lenta, coloque todos los ingredientes y revuelva para combinarlos.
3. Ponga la olla de cocción lenta en "Alto" y cocine, tapada, durante unas 3-4 horas.
4. Servir caliente.

NUTRICIÓN: Calorías por porción: 345; Carbohidratos: 0,6g; Proteínas: 44,5g; Grasas: 18,1g; Azúcar: 0g; Sodio: 167mg; Fibra: 0,4g

20. 35 - Chuletas de la noche fría de primavera

Tiempo de preparación: 15 minutos

Tiempo de cocción: 6 horas 5 minutos

Porciones: 4

INGREDIENTES:

- 1 C. de vino blanco seco
- ¼ C. de mantequilla derretida
- 2 cucharadas de pasta de tomate
- 2 libras de chuletas de paleta de cordero
- 1 cucharada de tomillo fresco picado
- Sal y pimienta negra recién molida, al gusto
- 1 cucharada de aceite de oliva virgen extra
- 1 cebolla grande, cortada en rodajas finas
- 2 botes (6 onzas) de alcachofas marinadas, escurridas
- ½ C. guisantes

INSTRUCCIONES:

1. En un cuenco, añadir el vino, la mantequilla y la pasta de tomate y batir hasta que estén bien combinados. Reservar.
2. Frote las chuletas con tomillo, sal y pimienta negra de manera uniforme.
3. En una sartén antiadherente, calentar el aceite a fuego medio-alto y dorar las chuletas durante unos 4-5 minutos o hasta que se doren completamente.

4. Retirar del fuego y colocar las chuletas en una olla de cocción lenta.
5. Coloque las rodajas de cebolla sobre las chuletas y cubra con la mezcla de vino, seguido de las, alcachofas.
6. Ponga la olla de cocción lenta en "Bajo" y cocine, tapada, durante unas 6 horas.
7. En los últimos 30 minutos de cocción, incorpore los guisantes.
8. Servir caliente.

NUTRICIÓN: Calorías por porción: 600; Carbohidratos: 18,6g; Proteínas: 48,9g; Grasas: 33,4g; Azúcar: 4,9g; Sodio: 375mg; Fibra: 6,9g

21. Pitas de cordero favoritas

Tiempo de preparación: 20 minutos

Tiempo de cocción: 4 horas

Porciones: 4

INGREDIENTES:

- Para las albóndigas:
- 1 libra de cordero molido
- ¾ C. de pan rallado fresco
- 1 huevo grande, batido ligeramente
- ¼ C. de cebolla, picada finamente
- 1 cucharadita de hojas de menta seca
- 1 cucharadita de orégano seco
- Sal y pimienta negra recién molida, al gusto
- ¾ C. de caldo de pollo
- Para la salsa de yogur:
- ¼ C. de yogur griego natural
- ¼ C. de pepino, sin semillas y picado finamente
- 1 cucharadita de hojas de menta seca
- Para servir:
- 2 panes de pita, cortados por la mitad
- cucharada de queso feta desmenuzado

INSTRUCCIONES:

1. Para las albóndigas: en un bol grande, añadir todos los ingredientes excepto el caldo y mezclar hasta que estén bien combinados.
2. Hacer 16 albóndigas de igual tamaño con la mezcla.
3. En una olla de cocción lenta, colocar las albóndigas y cubrirlas con el caldo.
4. Ponga la olla de cocción lenta en "Bajo" y cocine, tapada, durante unas 4 horas.
5. Destapa la olla de cocción lenta y escurre las albóndigas cocidas.
6. Mientras tanto, para la salsa de yogur: en un bol, añadir todos los ingredientes y mezclar bien.
7. Colocar las mitades de pita en los platos de servir.
8. Colocar unas 4 albóndigas en cada mitad de pan de pita y cubrir con 2 cucharadas de salsa de yogur y 1 cucharada de queso feta.
9. Servir inmediatamente.

NUTRICIÓN: Calorías por porción: 439; Carbohidratos: 34,2g; Proteínas: 55,7g; Grasas: 42,1g; Azúcar: 3,8g; Sodio: 711mg; Fibra: 1,9g

RECETAS DE MARISCO

22. Mejillones al balsámico

Tiempo de preparación: 15 minutos

Tiempo de cocción: 2 horas

Porciones: 4

INGREDIENTES:

- 1 libra de mejillones
- 1 cucharada de vinagre balsámico
- ½ cucharadita de extracto de stevia
- 1 cucharadita de ralladura de limón
- 1 cucharadita de zumo de limón
- 2 cucharadas de aceite de sésamo
- ¼ de taza de mantequilla
- 4 cucharadas de crema de coco

INSTRUCCIONES:

1. En la olla de cocción lenta, mezcla los mejillones con el vinagre, la stevia y los demás ingredientes.
2. Cierra la tapa de la olla de cocción lenta y cocina el bagre durante 2 horas a temperatura alta.
3. Dividir en cuencos y servir.

NUTRICIÓN: calorías 279, grasas 20, carbohidratos 5, proteínas 6

23. Atún picante

Tiempo de preparación: 10 minutos

Tiempo de cocción: 1 hora

Porciones: 3

INGREDIENTES:

- Filete de atún de 12 onzas
- 1 cucharada de aceite de oliva
- 1 cucharadita de pimentón picante
- 1 chile rojo picado
- ½ cucharadita de pimienta negra
- ½ cucharadita de sal
- 1 chile jalapeño picado
- 1/3 de taza de aceite de coco
- 1 diente de ajo picado

INSTRUCCIONES:

1. Poner el aceite en la olla de cocción lenta.
2. Añadir el pescado y los demás ingredientes y mezclar suavemente.
3. Cierre la tapa y cocine la mezcla de aceite en Alto durante 1 hora.
4. Repartir en los platos y servir.

NUTRICIÓN: calorías 309, grasas 12, carbohidratos 1, proteínas 19

24. Calamares a la cúrcuma

Tiempo de preparación: 10 minutos

Tiempo de cocción: 6 horas

Porciones: 5

INGREDIENTES:

- 1 libra de anillos de calamares
- 1 cucharadita de cúrcuma
- 1 cucharadita de pimentón picante
- 2 cucharadas de crema de coco
- ½ cucharadita de ajo picado
- 1 cucharada de crema de leche
- ½ cucharadita de cilantro molido
- ½ cucharadita de sal
- ½ cucharadita de pimienta negra

INSTRUCCIONES:

1. En la olla de cocción lenta, mezcla los calamares con la cúrcuma y los demás ingredientes y cierra la tapa.
2. Cocine el marisco durante 6 horas a fuego lento.
3. Cuando termine el tiempo, remueva la mezcla y sirva.

NUTRICIÓN: calorías 200, grasas 4, carbohidratos 3, proteínas 14

25. Lubina al tomillo

Tiempo de preparación: 10 minutos

Tiempo de cocción: 4 horas

Porciones: 4

INGREDIENTES:

- 11 oz de lubina, recortada
- 2 cucharadas de crema de coco
- 3 onzas de cebollas tiernas picadas
- 1 cucharadita de semillas de hinojo
- ½ cucharadita de tomillo seco
- 1 cucharadita de aceite de oliva
- 1/3 de taza de agua
- 1 cucharadita de vinagre de sidra de manzana
- ½ cucharadita de sal

INSTRUCCIONES:

1. En la olla de cocción lenta, mezcle la lubina con la crema y los demás ingredientes.
2. Cierre la tapa y cocine la lubina durante 4 horas a fuego lento.

NUTRICIÓN: calorías 304, grasas 11, carbohidratos 6, proteínas 1

26. Gambas y calabacín

Tiempo de preparación: 15 minutos

Tiempo de cocción: 2 horas

Porciones: 6

INGREDIENTES:

- 1 libra de camarones, pelados y desvenados
- 2 calabacines, cortados en dados
- 1 taza de tomates cherry cortados por la mitad
- ½ taza de queso mozzarella rallado
- 4 cucharadas de queso crema
- 1 cucharada de mantequilla derretida
- 1 cucharadita de sal
- 1 cucharada de salsa de tomate keto
- ¾ de taza de agua

INSTRUCCIONES:

1. En la olla de cocción lenta, mezcle los camarones con los calabacines y los demás ingredientes, excepto el queso, y mezcle.
2. Espolvoree el queso por encima, cierre la tapa y cocine a fuego alto durante 2 horas.

NUTRICIÓN: calorías 223, grasas 8, carbohidratos 3, proteínas 19

27. Bacalao al limón

Tiempo de preparación: 15 minutos

Tiempo de cocción: 2 horas

Porciones: 4

INGREDIENTES:

- Filete de bacalao de 20 onzas
- Zumo de 1 limón
- Ralladura de 1 limón
- 2 oz de parmesano rallado
- 1 cucharada de cebollino picado
- 1 cucharadita de cúrcuma en polvo
- ½ cucharadita de sal
- ½ cucharadita de pimienta negra molida
- 1 cucharadita de mantequilla
- 1/3 de taza de leche de almendras ecológica

INSTRUCCIONES:

1. En la olla de cocción lenta, mezcle el bacalao con el zumo de limón, la ralladura y los demás ingredientes.
2. Cierre la tapa y cocine la salsa durante 2 horas en Alto.
3. Repartir en los platos y servir.

NUTRICIÓN: calorías 212, grasas 5, carbohidratos 6, proteínas 30

28. Caballa a la canela

Tiempo de preparación: 10 minutos

Tiempo de cocción: 3 horas

Porciones: 4

INGREDIENTES:

- 1 ½ libra de caballa, recortada
- 1 cucharada de aceite de aguacate
- 1 cucharadita de ajo en polvo
- 1/3 de taza de leche de coco
- ½ cucharadita de sal
- ½ cucharadita de albahaca seca
- 1 cucharadita de comino molido
- ¾ de cucharadita de canela molida

INSTRUCCIONES:

1. En la olla de cocción lenta, mezcla la caballa con el aceite y los demás ingredientes y cierra la tapa.
2. Cocine el pescado durante 3 horas en Alto.
3. Repartir en los platos y servir.

NUTRICIÓN: calorías 228, grasas 8, carbohidratos 2, proteínas 11

29. Salmón al perejil

Tiempo de preparación: 15 minutos

Tiempo de cocción: 2 horas

Porciones: 4

INGREDIENTES:

- 10 oz de filete de salmón
- 2 cucharadas de perejil picado
- ½ taza de crema de coco
- ½ cucharadita de sal
- ½ cucharadita de copos de chile
- 1 cucharadita de cúrcuma en polvo
- 2 oz de parmesano rallado
- 3 cucharadas de aceite de coco

INSTRUCCIONES:

1. En la olla de cocción lenta, mezcla el salmón con el perejil y los demás ingredientes.
2. Cierre la tapa y cocine la comida durante 2 horas en Alto.

NUTRICIÓN: calorías 283, grasas 22, carbohidratos 2, proteínas 22

30. Atún con queso

Tiempo de preparación: 10 minutos

Tiempo de cocción: 9 horas

Porciones: 4

INGREDIENTES:

- 1 taza de crema de coco
- 1 cucharada de queso ricotta
- 1 cucharadita de sal
- ½ cucharadita de pimienta blanca
- 10 onzas de filete de atún, deshuesado y cortado en cubos
- 1 cucharadita de aceite de oliva
- 1 diente de ajo machacado
- 1 cucharadita de semillas de hinojo
- 1/2 taza de queso cheddar rallado

INSTRUCCIONES:

1. En la olla de cocción lenta, mezcla el atún con la crema y los demás ingredientes.
2. Cierre la tapa y cocine el pargo durante 9 horas a fuego lento.

NUTRICIÓN: calorías 211, grasa 4,3, fibra 3,3, carbohidratos 7,8, proteínas 21

31. Camarones con especias

Tiempo de preparación: 10 minutos

Tiempo de cocción: 1 hora

Raciones: 2

INGREDIENTES:

- 8 oz de camarones, pelados y desvenados
- 1 cucharadita de chile en polvo
- 1 cucharadita de nuez moscada molida
- 1 cucharadita de cilantro molido
- ½ cucharadita de ajo picado
- 1 cucharada de aceite de oliva
- 2 cucharadas de crema de coco
- ½ cucharadita de sal
- 2 cucharadas de agua

INSTRUCCIONES:

1. En la olla de cocción lenta, mezcle los camarones con el chile en polvo, la nuez moscada y los demás ingredientes.
2. Cierra la tapa.
3. Cocine durante 1 hora en Alto.

NUTRICIÓN: calorías 200, grasas 11, carbohidratos 4, proteínas 9

RECETAS DE VERDURAS

32. Espárragos con queso

Tiempo de preparación: 10 minutos

Tiempo de cocción: 3 horas

Porciones: 4

INGREDIENTES:

- 10 onzas de espárragos, recortados
- 4 oz de queso Cheddar, en rodajas
- 1/3 de taza de mantequilla blanda
- 1 cucharadita de cúrcuma en polvo
- ½ cucharadita de sal
- ¼ de cucharadita de pimienta blanca

INSTRUCCIONES:

1. En la olla de cocción lenta, mezcla los espárragos con la mantequilla y los demás ingredientes, pon la tapa y cocina durante 3 horas en Alto.

NUTRICIÓN: Calorías 214, Grasas 6,2, Fibra 1,7, Carbohidratos 3,6, Proteínas 4,2

33. Brócoli cremoso

Tiempo de preparación: 15 minutos

Tiempo de cocción: 1 hora

Porciones: 4

INGREDIENTES:

- ½ taza de crema de coco
- 2 tazas de ramilletes de brócoli
- 1 cucharadita de menta seca
- 1 cucharadita de garam masala
- 1 cucharadita de sal
- 1 cucharada de copos de almendra
- ½ cucharadita de cúrcuma

INSTRUCCIONES:

1. En la olla de cocción lenta, mezcla el brócoli con la menta y los demás ingredientes.
2. Cierre la tapa y cocine las verduras durante 1 hora en Alto.
3. Repartir en los platos y servir.

NUTRICIÓN: Calorías 102, Grasas 9, Fibra 1,9, Carbohidratos 4,3, Proteínas 2,5

34. Berenjena al ajo

Tiempo de preparación: 15 minutos

Tiempo de cocción: 2 horas

Porciones: 4

INGREDIENTES:

- 1 libra de berenjena, recortada y cortada en cubos
- 1 cucharada de vinagre balsámico
- 1 diente de ajo picado
- 1 cucharadita de estragón
- 1 cucharadita de sal
- 1 cucharada de aceite de oliva
- ½ cucharadita de pimentón molido
- ¼ de taza de agua

INSTRUCCIONES:

1. En la olla de cocción lenta, mezcle la berenjena con el vinagre, el ajo y los demás ingredientes, cierre la tapa y cocine a temperatura alta durante 2 horas.
2. Dividir en cuencos y servir.

NUTRICIÓN: Calorías 132, Grasas 2,8, Fibra 4,7, Carbohidratos 8,5, Proteínas 1,6

35. Coles de Bruselas de coco

Tiempo de preparación: 10 minutos

Tiempo de cocción: 4 horas

Porciones: 6

INGREDIENTES:

- 2 tazas de coles de Bruselas, cortadas por la mitad
- ½ taza de leche de coco
- 1 cucharadita de ajo en polvo
- 1 cucharadita de sal
- ½ cucharadita de cilantro molido
- 1 cucharadita de orégano seco
- 1 cucharada de vinagre balsámico
- 1 cucharadita de mantequilla

INSTRUCCIONES:

1. Coloque las coles de Bruselas en la olla de cocción lenta.
2. Añada el resto de los ingredientes, mezcle, cierre la tapa y cocine las coles de Bruselas durante 4 horas a fuego lento.
3. Repartir en los platos y servir.

NUTRICIÓN: Calorías 128, Grasas 5,6, Fibra 1,7, Carbohidratos 4,4, Proteínas 3,6

36. Pilaf de coliflor con avellanas

Tiempo de preparación: 15 minutos

Tiempo de cocción: 2 horas

Porciones: 6

INGREDIENTES:

- 3 tazas de coliflor picada
- 1 taza de caldo de pollo
- 1 cucharadita de pimienta negra molida
- ½ cucharadita de cúrcuma
- ½ cucharadita de pimentón molido
- 1 cucharadita de sal
- 1 cucharada de eneldo seco
- 1 cucharada de mantequilla
- 2 cucharadas de avellanas picadas

INSTRUCCIONES:

1. Poner la coliflor en la batidora y batir hasta obtener un arroz de coliflor.
2. A continuación, transfiera el arroz de coliflor en la olla de cocción lenta.
3. Añadir pimienta negra molida, cúrcuma, pimentón molido, sal, eneldo seco y mantequilla.
4. Mezclar el arroz de coliflor. Añade el caldo de pollo y cierra la tapa.
5. Cocine el pilaf durante 2 horas en Alto.

6. A continuación, añade las avellanas picadas y mezcla bien el pilaf.

NUTRICIÓN: Calorías 48, Grasas 3,1, Fibra 1,9, Carbohidratos 4,8, Proteínas 1,6

37. Puré de coliflor y cúrcuma

Tiempo de preparación: 10 minutos

Tiempo de cocción: 3 horas

Porciones: 3

INGREDIENTES:

- 1 taza de floretes de coliflor
- 1 cucharadita de cúrcuma en polvo
- 1 taza de agua
- 1 cucharadita de sal
- 1 cucharada de mantequilla
- 1 cucharada de crema de coco
- 1 cucharadita de cilantro molido

INSTRUCCIONES:

1. En la olla de cocción lenta, mezcle la coliflor con el agua y la sal.
2. Cierre la tapa y cocínelo durante 3 horas en Alto.
3. A continuación, escurrir el agua y pasar la coliflor a una batidora.
4. Añadir el resto de los ingredientes, mezclar y servir.

NUTRICIÓN: Calorías 58, Grasas 5,2, Fibra 1,2, Carbohidratos 2,7, Proteínas 1,1

38. Mezcla de espinacas y aceitunas

Tiempo de preparación: 15 minutos

Tiempo de cocción: 3 horas y 30 minutos

Porciones: 6

INGREDIENTES:

- 2 tazas de espinacas
- 2 cucharadas de cebollino picado
- 5 oz de queso Cheddar, rallado
- ½ taza de crema de leche
- 1 cucharadita de pimienta negra molida
- ½ cucharadita de sal
- 1 taza de aceitunas negras sin hueso y partidas por la mitad
- 1 cucharadita de salvia
- 1 cucharadita de pimentón dulce

INSTRUCCIONES:

1. En la olla de cocción lenta, mezcla las espinacas con el cebollino y los demás ingredientes, remueve y cierra la tapa.
2. Cocer durante 3,5 horas a fuego lento y servir.

NUTRICIÓN: Calorías 189, Grasas 6,2, Fibra 0,6, Carbohidratos 3, Proteínas 3,4

39. Lombarda y nueces

Tiempo de preparación: 15 minutos

Tiempo de cocción: 6 horas

Porciones: 4

INGREDIENTES:

- 2 tazas de col roja rallada
- 3 cebolletas picadas
- ½ taza de caldo de pollo
- 1 cucharada de aceite de oliva
- 1 cucharadita de sal
- 1 cucharadita de comino molido
- 1 cucharadita de pimentón picante
- 1 cucharada de salsa de tomate keto
- 1 oz de nueces
- 1/3 de taza de perejil fresco picado

INSTRUCCIONES:

1. En la olla de cocción lenta, mezcla la col con las cebolletas y los demás ingredientes.
2. Cierre la tapa y cocine el repollo durante 6 horas a fuego lento.
3. Dividir en cuencos y servir.

NUTRICIÓN: Calorías 112, Grasas 5,1, Fibra 2, Carbohidratos 5,8, Proteínas 3,5

40. Bok Choy con pimentón

Tiempo de preparación: 15 minutos

Tiempo de cocción: 2 horas y 30 minutos

Porciones: 6

INGREDIENTES:

- 1 libra de bok choy, desgarrado
- ½ taza de leche de coco
- 1 cucharada de mantequilla de almendras, ablandada
- 1 cucharadita de pimentón molido
- 1 cucharadita de cúrcuma
- ½ cucharadita de pimienta de cayena

INSTRUCCIONES:

1. En la olla de cocción lenta, mezcla el bok choy con la leche de coco y los demás ingredientes, remueve y cierra la tapa.
2. Cocine la comida durante 2,5 horas en Alto.

NUTRICIÓN: Calorías 128, Grasas 3,2, Fibra 3,9, Carbohidratos 4,9, Proteínas 4,1

41. Mezcla de calabacines

Tiempo de preparación: 10 minutos

Tiempo de cocción: 3 horas

Porciones: 6

INGREDIENTES:

- Calabacines de 1 libra, cortados en cubos
- 2 cebolletas picadas
- 1 cucharadita de pasta de curry
- 1 cucharadita de albahaca seca
- 1 cucharadita de sal
- 1 cucharadita de pimienta negra molida
- 1 hoja de laurel
- ½ taza de caldo de carne

INSTRUCCIONES:

1. En la olla de cocción lenta, mezcla los calabacines con la cebolla y los demás ingredientes.
2. Cierre la tapa y cocínelo a fuego lento durante 3 horas.

NUTRICIÓN: Calorías 34, Grasas 1,3, Fibra 3,6, Carbohidratos 4,7, Proteínas 3,6

PLATO LATERAL

42. Mezcla de setas y quinoa

Tiempo de preparación: 10 minutos

Tiempo de cocción: 6 horas

Porciones: 16

INGREDIENTES:

- 45 onzas de caldo de pollo
- 1 taza de zanahorias en rodajas
- 1 taza de quinoa
- 4 onzas de champiñones, cortados en rodajas
- 2 cucharadas de aceite de oliva
- 2 cucharaditas de mejorana seca
- 2/3 de taza de cerezas secas
- 2/3 de taza de cebollas verdes picadas
- ½ taza de nueces picadas

INSTRUCCIONES:

1. En su olla de cocción lenta, mezcle el caldo con las zanahorias, la quinoa, las setas, el aceite de oliva y la mejorana, tape y cocine a fuego lento durante 6 horas.
2. Añadir las cerezas, las cebollas verdes y las nueces, mezclar, repartir en los platos y servir como guarnición.

NUTRICIÓN: 399 calorías, 12,6g de proteínas, 53,1g de carbohidratos, 16,2g de grasas, 7g de fibra, 0mg de colesterol, 686mg de sodio, 611mg de potasio.

43. Tiernos boniatos

Tiempo de preparación: 10 minutos

Tiempo de cocción: 4 horas

Porciones: 12

INGREDIENTES:

- 3 libras de batatas, peladas y cortadas en cubos
- 1 hoja de laurel
- 6 dientes de ajo picados
- 28 onzas de caldo de pollo
- 1 taza de leche
- ¼ de taza de aceite de oliva

INSTRUCCIONES:

1. En su olla de cocción lenta, mezcle las batatas con la hoja de laurel, el ajo y el caldo, tape y cocine a fuego lento durante 4 horas.
2. Escurra las patatas, hágalas puré, mézclelas con aceite de oliva y leche, mézclelas, repártalas en los platos y sírvalas como guarnición.

NUTRICIÓN: 185 calorías, 2,7g de proteínas, 33,4g de hidratos de carbono, 5g de grasa, 4,7g de fibra, 2mg de colesterol, 227mg de sodio, 947mg de potasio.

44. Zanahorias glaseadas dulces

Tiempo de preparación: 10 minutos

Tiempo de cocción: 8 horas

Porciones: 10

INGREDIENTES:

- 3 libras de zanahorias, cortadas en trozos medianos
- 1 taza de zumo de naranja
- 2 cucharadas de piel de naranja rallada
- 1 cucharada de miel
- ½ taza de caldo de verduras
- 1 cucharada de tapioca triturada
- ¼ de taza de perejil picado
- 3 cucharadas de aceite de oliva

INSTRUCCIONES:

1. En su olla de cocción lenta, mezcle las zanahorias con el zumo de naranja, la cáscara de naranja, la miel, el caldo, la tapioca, el perejil, el aceite de oliva, tape y cocine a fuego lento durante 8 horas.
2. Mezclar las zanahorias, repartirlas en los platos y servirlas como guarnición.

NUTRICIÓN: 115 calorías, 1,4g de proteínas, 19g de carbohidratos, 4,3g de grasas, 3,6g de fibra, 0mg de colesterol, 105mg de sodio, 497mg de potasio.

45. Risotto cremoso de setas

Tiempo de preparación: 10 minutos

Tiempo de cocción: 1 hora

Porciones: 4

INGREDIENTES:

- 4 onzas de champiñones, cortados en rodajas
- ½ litro de caldo de verduras
- 1 cucharadita de aceite de oliva
- 2 cucharadas de setas porcinas
- 2 tazas de quinoa
- Un pequeño manojo de perejil picado

INSTRUCCIONES:

1. En su olla de cocción lenta, mezcle los champiñones con el caldo, el aceite, las setas porcini y la quinoa, remueva, tape y cocine a fuego alto durante 1 hora.
2. Añadir perejil, remover, repartir en los platos y servir como guarnición.

NUTRICIÓN: 342 calorías, 13,4g de proteínas, 57,5g de carbohidratos, 7,4g de grasas, 6,7g de fibra, 0mg de colesterol, 366mg de sodio, 569mg de potasio.

46. Mezcla de garbanzos

Tiempo de preparación: 10 minutos

Tiempo de cocción: 6 horas

Porciones: 5

INGREDIENTES:

- 15 onzas de garbanzos enlatados, escurridos
- 3 tazas de floretes de coliflor
- 1 taza de judías verdes
- 1 taza de zanahoria en rodajas
- 14 onzas de caldo de verduras
- ½ taza de cebolla picada
- 2 cucharaditas de curry en polvo
- ¼ de taza de albahaca picada
- 14 onzas de leche de coco

INSTRUCCIONES:

1. En su olla de cocción lenta, mezcle las alubias con la coliflor, las judías verdes, la zanahoria, la cebolla, el caldo, el curry en polvo, la albahaca y la leche, remueva, tape y cocine a fuego lento durante 6 horas.
2. Remover de nuevo la mezcla de verduras, repartir en los platos y servir como guarnición.

NUTRICIÓN: 535 calorías, 20,6g de proteínas, 65,2g de carbohidratos, 24,4g de grasas, 20,3g de fibra, 0mg de colesterol, 107mg de sodio, 1284mg de potasio.

47. Pilaf de coliflor al ajo

Tiempo de preparación: 10 minutos

Tiempo de cocción: 3 horas

Porciones: 6

INGREDIENTES:

- 1 taza de arroz de coliflor
- 6 cebollas verdes picadas
- 3 cucharadas de ghee derretido
- 2 dientes de ajo picados
- ½ libra de champiñones Portobello, cortados en rodajas
- 2 tazas de agua caliente

INSTRUCCIONES:

1. En su olla de cocción lenta, mezcle el arroz de coliflor con las cebollas verdes, el ghee derretido, el ajo, los champiñones, el agua, la sal y la pimienta, revuelva bien, tape y cocine a temperatura baja durante 3 horas.
2. Dividir en platos y servir como guarnición.

NUTRICIÓN: 80 calorías, 1,8g de proteínas, 3,4g de carbohidratos, 6,7g de grasas, 0,4g de fibra, 16mg de colesterol, 25mg de sodio, 155mg de potasio.

48. Ensalada de calabaza y zanahorias

Tiempo de preparación: 10 minutos

Tiempo de cocción: 4 horas

Porciones: 8

INGREDIENTES:

- 1 cucharada de aceite de oliva
- 1 taza de zanahorias picadas
- 1 cebolla amarilla picada
- 1 cucharadita de miel
- 1 y ½ cucharaditas de curry en polvo
- 1 diente de ajo picado
- 1 calabaza grande, pelada y cortada en cubos
- Una pizca de sal marina y pimienta negra
- ¼ de cucharadita de jengibre rallado
- ½ cucharadita de canela en polvo
- 3 tazas de leche de coco

INSTRUCCIONES:

1. En su olla de cocción lenta, mezcle el aceite con las zanahorias, la cebolla, la miel, el curry en polvo, el ajo, la calabaza, el jengibre, la canela y la leche de coco, remueva bien, tape y cocine a fuego lento durante 4 horas.
2. Remover, repartir en los platos y servir como guarnición.

NUTRICIÓN: 246 calorías, 2,6g de proteínas, 10,8g de carbohidratos, 23,3g de grasas, 3,1g de fibra, 0mg de colesterol, 25mg de sodio, 371mg de potasio.

49. Mezcla de setas

Tiempo de preparación: 10 minutos

Tiempo de cocción: 2 horas y 30 minutos

Porciones: 12

INGREDIENTES:

- 1 cucharada de aceite de oliva
- 1 libra de salchicha de cerdo, hecha en casa, molida
- ½ libra de champiñones, cortados en rodajas
- 6 costillas de apio picadas
- 2 cebollas amarillas picadas
- 2 dientes de ajo picados
- 1 cucharada de salvia picada
- 1 taza de arándanos, secos
- ½ taza de floretes de coliflor picados
- ½ taza de caldo de verduras

INSTRUCCIONES:

1. Caliente una sartén con el aceite de oliva a fuego medio-alto, añada la salchicha, remuévala, cocínela un par de minutos y pásela a su Slow cooker.
2. Añade los champiñones, el apio, la cebolla, el ajo, la salvia, los arándanos, la coliflor y el caldo, remueve, tapa y cocina a fuego alto durante 2 horas y 30 minutos.
3. Dividir en platos y servir como guarnición.

NUTRICIÓN: 160 calorías, 8,4g de proteínas, 4,3g de carbohidratos, 12g de grasa, 1,4g de fibra, 32mg de colesterol, 304mg de sodio, 282mg de potasio.

50. Zanahorias dulces

Tiempo de preparación: 10 minutos

Tiempo de cocción: 6 horas

Porciones: 6

INGREDIENTES:

- ½ taza de conservas de melocotón
- 1 oz de aceite de oliva
- 2 libras de zanahorias pequeñas
- 2 cucharadas de miel
- 1 cucharadita de extracto de vainilla
- Una pizca de nuez moscada molida
- ½ cucharadita de canela en polvo
- 2 cucharadas de agua

INSTRUCCIONES:

1. Ponga las zanahorias baby en su olla de cocción lenta, añada el aceite de oliva, las conservas de melocotón, la miel, la vainilla, la nuez moscada, la canela y el agua, mezcle bien, tape y cocine a fuego lento durante 6 horas.
2. Dividir en platos y servir como guarnición.

NUTRICIÓN: 188 calorías, 1,1g de proteínas, 36,7g de carbohidratos, 4,6g de grasas, 4,7g de fibra, 0mg de colesterol, 127mg de sodio, 384mg de potasio.

51. Ensalada de espinacas

Tiempo de preparación: 10 minutos

Tiempo de cocción: 4 horas

Porciones: 12

INGREDIENTES:

- 3 libras de calabaza, pelada y cortada en cubos
- 1 cebolla amarilla picada
- 2 cucharaditas de tomillo picado
- 3 dientes de ajo picados
- 10 onzas de caldo de verduras
- 6 onzas de espinacas tiernas

INSTRUCCIONES:

1. En su olla de cocción lenta, mezcle los cubos de calabaza con la cebolla, el tomillo y el caldo, revuelva, tape y cocine a fuego lento durante 4 horas.
2. Pasar la mezcla de calabaza a un bol, añadir las espinacas, mezclar, repartir en los platos y servir como guarnición.

NUTRICIÓN: 61 caloríasl,8g de proteína, 15,2g de carbohidratos, 0,2g de grasa, 3g de fibra, 0mg de colesterol, 28mg de sodio, 496mg de potasio.

52. Chucrut

Tiempo de preparación: 15 minutos

Tiempo de cocción: 8 horas

Porciones: 6

INGREDIENTES:

- 2 libras de chucrut, escurrido
- 2 cucharadas de gotas de tocino
- 2 cebollas picadas gruesas
- 1 1/4 de taza de caldo de carne
- 3 clavos enteros
- 1 hoja de laurel
- 4 bayas de enebro
- 2 cucharaditas de semillas de alcaravea
- sal al gusto
- 1 cucharadita de azúcar blanco, o al gusto

INSTRUCCIONES:

1. Poner el chucrut, las gotas de tocino y la cebolla en una olla de cocción lenta. Añada el caldo de carne y, a continuación, sazone con clavos, hojas de laurel, bayas de enebro, semillas de alcaravea, sal y azúcar. Remover para combinar. Cocer a fuego lento durante 8 horas.

NUTRICIÓN: Calorías 111 Grasas 5,2 g Hidratos de carbono 14,9 g Proteínas 3 g

CONCLUSIÓN

Tl libro de cocina a fuego lento de la Dieta Mediterránea contiene recetas fáciles y apetitosas para cocinar en su olla de cocción lenta. En este libro encontrará recetas tradicionales para cocinar a fuego lento, así como las favoritas para cocinar a fuego lento, como sopas, guisos, ensaladas, salsas y postres.

Nunca antes había tenido tantas recetas de cocina lenta para elegir. Este libro de cocina lenta está repleto de más de 200 recetas que satisfarán a todos los miembros de su familia.

Prepare deliciosos platos aptos para una dieta mediterránea con la ayuda de este libro de cocina de cocina lenta de la dieta mediterránea.

Este es el libro de cocina de la Dieta Mediterránea de cocción lenta que tiene recetas para cocinar en su olla de cocción lenta. El libro le permite cocinar a fuego lento todos sus platos favoritos, empezando por un delicioso glaseado dulce para utilizar en sus carnes, aves y verduras favoritas. Con más de 50 recetas sobre cómo preparar todos sus alimentos favoritos desde el desayuno, el almuerzo y la cena. Estas recetas te llevarán a casa una y otra vez.

El libro de cocina de cocción lenta de la Dieta Mediterránea es una gran manera de probar la verdadera experiencia mediterránea. Hemos recopilado algunos de los alimentos mediterráneos más populares para que los cocine en su olla de cocción lenta.

En tan sólo unas horas, puedes preparar deliciosas comidas que son sanas y sabrosas. Incluso puedes preparar comida mediterránea para tu familia en una noche de semana!

Como ya sabe, la Dieta Mediterránea es una de las formas más saludables de comer. Pero, ¿sabía que también puede ser una forma estupenda de cocinar? El libro de cocina lenta de la Dieta Mediterránea presenta una colección de más de 100 recetas de cocina lenta llenas de sabor y sencillas de preparar.

Estas recetas saludables en olla de cocción lenta son perfectas para vegetarianos y veganos. También son aptas para diabéticos y para quienes siguen una dieta sin gluten.

Independientemente de sus preferencias dietéticas, en este libro de cocina delicioso y fácil de preparar encontrará recetas mediterráneas saludables para todos los gustos.

"El libro de cocina rápida y fácil de la Dieta Mediterránea" es una colección de recetas fáciles de seguir y deliciosas. Son recetas de cocina lenta que le encantará preparar en su olla de cocción lenta.

En Mediterranean Diet Slow cooker Cookbook for Beginners, entendemos que la calidad de nuestras herramientas es tan importante como la calidad de nuestros productos. Nos enorgullecemos de utilizar sólo las piezas de mayor calidad disponibles. Por eso, Mediterranean Diet Slow cooker Cookbook for Beginners utiliza componentes de acero endurecido para sus trinquetes.

Cada pieza se fabrica con precisión para garantizar una fuerte unión entre las cabezas macho y hembra de la herramienta de trinquete.

Este libro le muestra cómo sacar el máximo partido a su olla de cocción lenta y le ayuda a crear platos deliciosos. Desde una cena para dos personas hasta una fiesta familiar, estas técnicas ancestrales te ayudarán a que cada comida sea un éxito.

La Dieta Mediterránea tiene fama de ser fácil de seguir. De hecho, ha sido apodada la dieta de la "cocina lenta". Por qué no probarla con este práctico libro de cocina lenta de la dieta mediterránea?

La dieta mediterránea se basa en las proteínas vegetales y en las frutas y verduras frescas. En este libro de cocina, encontrará recetas que le harán la boca agua cada vez que las haga. Estas recetas fáciles se pueden hacer en su olla de cocción lenta, en la olla de cocción lenta o en la estufa.

CPSIA information can be obtained
at www.ICGtesting.com
Printed in the USA
VHW091525180321
2886BV00003B/615

9 781801 656269